Inhaltsverzeichnis

*Bauch Fett verbrennen:
Abnehmen am Bauch und
Fettverbrennung erfolgreich
beschleunigen!
Stoffwechsel anregen, gesund und
schnell ohne Sport abnehmen!
(inkl. Rezepte!)*
Autor - Lutz Gettnagel

Vorwort

Liebe Leserin, lieber Leser!

Herzlichen Dank für Ihr Interesse und Ihre Entscheidung, dieses Buch zu kaufen! Ihr Erfolg ist unser Ziel, und nach diesem Motto haben wir auch dieses Buch verfasst. Abnehmen ohne Sport und dabei den Stoffwechsel anregen, geht das überhaupt?

In den letzten Jahren sind zahlreiche „neue" Diätformen und Abnehmkuren auf den Markt gekommen.

- ➤ „Wie Sie im Schlaf x Kilos verlieren…"
- ➤ „FdH-Diät"
- ➤ „Sauerkraut-Diät"
- ➤ „hCG-Diät"
- ➤ und viele andere mehr.

Unserer Meinung nach sind viele dieser Diäten zurecht am Markt. Es gibt für jeden Geschmack bzw. für jeden Typ Mensch eine andere Möglichkeit, einfach und mit großer

Erfolgsaussicht die Pfunde purzeln zu lassen.

Beim Abnehmen ohne Sport möchten wir vor allem „Sportmuffel" und Menschen, die nicht so viel Zeit haben, im Fitnessstudio oder auch in der Natur der sportlichen Ertüchtigung nachzugehen.

Jetzt wollen wir Sie nicht mehr länger auf die Folter spannen und wünschen Ihnen viel Spaß mit dem Buch und gute Unterhaltung,

Ihr *Lutz Gettnagel*

Abnehmen ohne Sport – 25 Tipps und Tricks für Sportmuffel

Abnehmen ohne Sport? Geht das überhaupt? Ja, es geht mit einigen Tipps und Tricks in Bezug auf die Ernährung und die Gestaltung des Alltags. Zum Abnehmen gehört nämlich längst nicht nur Sport dazu, sondern auch viele andere Faktoren sind entscheidend dafür, dass die Kilos purzeln. Welche Faktoren dies genau sind und mit welchen einfachen Tipps und Tricks auch Sportmuffel Abnehmerfolge erzielen können, soll Ihnen der folgende Ratgeber aufzeigen.

Nach einigen Worten zur Funktionsweise der Fettverbrennung im Allgemeinen, sind 25 Tipps und Tricks enthalten, die Sie mit einfachen Mitteln im Alltag umsetzen können.

Welche Tipps für Sie die richtigen sind, entscheiden Sie dabei natürlich selbst.

Darüber hinaus als Extra beinhaltet der Ratgeber außerdem zehn Rezepte für gesunde Snacks, damit auch unterwegs die süßen und deftigen Versuchungen keine Chance haben und das Abnehmen auch zwischen den Hauptmahlzeiten reibungslos klappen kann.

Wie abnehmen funktioniert

Abnehmen funktioniert in erster Linie durch ein Kaloriendefizit. Wie dieses Defizit an Kalorien erreicht wird, ist einem Körper letztlich egal. Somit wird auch ersichtlich, weshalb Menschen, die sehr viel Sport treiben, dennoch keine Abnehmerfolge verzeichnen können oder sogar zunehmen.

Ein Kilogramm Körperfett besitzt einen Brennwert von 7000 Kilokalorien (kcal). Wer einen Kilo Körperfett verlieren möchte, der muss also 7000 kcal einsparen. Nehmen wir als Beispiel eine gesunde Frau mit einem Gewicht von 65 kg, die zwei Kilo abnehmen möchte, dann ist ein Zeitrahmen von einem Monat durchaus realistisch. Hierfür werden pro Tag 500 Kalorien bei der täglichen Nahrungsaufnahme oder mit Hilfe von anderen Tricks eingespart und nach einem Monat sollte die Waage 63 kg anzeigen.

Natürlich kann Sport diesen Prozess beschleunigen, doch der Kalorienverbrauch
von Sport wird häufig auch überschätzt. Unsere Frau aus dem Beispiel verbrennt bei einer halben Stunde Joggen in einer durch-
schnittlichen Geschwindigkeit beispielsweise etwa 250 kcal. Dies entspricht nicht
einmal einer halben Tafel Schokolade und
macht deutlich, dass die Ernährung und die
Gestaltung des Alltags eine deutlich größere
Bedeutung in Bezug auf das Abnehmen haben.

Selbstverständlich soll niemand vom Sport
abgehalten werden, da Sport viele andere
gesundheitliche Vorteile mit sich bringt. Die
Durchblutung wird gefördert, Muskulatur
wird aufgebaut, Herz-Kreislauf-Erkrankungen wird vorgebeugt, die Haut wird straffer,
der Stoffwechsel angeregt usw. Dennoch
wird der Stellenwert beim Abnehmen häufig
überschätzt und macht nur einen kleinen
Teil von großen Abnehmerfolgen aus.

Extremdiäten schaden dem Stoff-wechsel

In vielen Zeitschriften und im Internet findet sich heute eine große Anzahl von so genannten Extremdiäten, die innerhalb kürzester Zeit den Verlust einiger Kilos versprechen. Seien Sie jedoch sehr vorsichtig mit derartigen Versprechungen, da sie dem körpereigenen Stoffwechsel mehr Schaden als Nutzen bringen können.

Die meisten dieser Extremdiäten basieren auf einer drastischen Reduktion der täglich zugeführten Kalorienanzahl. Natürlich führt diese Reduktion zu einem Verlust von Gewicht und auch Körperfett, doch dieser Effekt kann nach einer solchen Extremdiät in das genaue Gegenteil umschlagen und ist im Volksmund auch unter dem Namen „Jojo-Effekt" bekannt geworden.

Der Grund hierfür liegt in unserer Biologie.
In der Steinzeit als Jäger und Sammler waren unsere Körper häufig Hungerphasen ausgesetzt, weshalb der Körper bei einer sehr geringen Zufuhr von Nahrung mit einer verringerten Stoffwechseltätigkeit reagiert. Statt Energie aus den Nahrungsmitteln, bezieht der Körper in einer solchen Situation Energie aus den Fettdepots, aber auch aus den Muskelzellen. Sobald die Diät beendet und wieder normal gegessen wird, saugt der Körper nun die Nährstoffe förmlich in sich auf und wandelt diese in kürzester Zeit in Körperfett um, um sich für die nächste Hungerphase vorzubereiten.

Zudem verliert der Körper bei Diäten zu Beginn meistens mehr Wasser als Fett, da zunächst die Glykogenspeicher geleert werden, bevor es zu einem Abbau von Körperfett kommt.

Vor einigen Jahrtausenden war dieser Mechanismus durchaus sinnvoll und verhalf uns beim Überleben unserer Art.

Heute ist die Reduktion der Stoffwechseltätigkeit jedoch nicht mehr notwendig und führt auf Dauer gesehen eher zu gesundheitlichen Problemen und zu Übergewicht.

Stellen Sie Ihre Ernährung deshalb lieber langsam um und seien Sie geduldig.

Ein Körper und auch die Psyche benötigen im Durchschnitt etwa sechs Wochen, um sich an eine veränderte Ernährung und veränderte Alltagsgewohnheiten anzupassen.

25 Tipps und Tricks für den Alltag

Nach einigen theoretischen Grundlagen, kommen wir aber nun zu den eigentlichen Tipps und Tricks, wie man auch ohne Sport mit einfachen Mitteln abnehmen kann. Dabei müssen Sie noch lange nicht alle genannten Punkte anwenden. Probieren Sie aus, mit welchen Methoden Sie gut zurechtkommen und welche sich eher nicht in Ihren gewohnten Alltag integrieren lassen. Es geht mehr darum, einen gesunden Lebensstil zu entwickeln, der für Sie ganz persönlich passt und in welchem auch Ihre Vorlieben und Neigungen ihren Platz finden. Im Idealfall purzeln die Kilos nach einer gewissen Eingewöhnungsphase dann von ganz alleine und werden in den Hintergrund rücken.

Tipp 1: Kleinere Teller benutzen

Mit kleinen Tellern lässt sich die Psyche etwas austricksen. Ein gut gefüllter kleiner Teller suggeriert uns, dass wir eine große Portion gegessen haben, obwohl es eigentlich nur eine kleine war. Zudem füllen wir weniger auf den Teller und es bleiben weniger leere Flächen übrig, die auch noch mit Essen bedeckt werden wollen. Allein durch die Benutzung kleinerer Teller oder Schüsseln lassen sich ja nach zubereitetem Gericht 100 bis 200 Kalorien auf eine sehr einfache Weise einsparen.

Besonders von diesem Tipp profitieren Menschen, die sehr visuell orientiert sind. Wer die Welt also vornehmlich durch seine Augen wahrnimmt und sprichwörtlich nur das „glaubt, was er sieht", kann mit der Wahl des Geschirrs eine Menge Kalorien einsparen.

Tipp 2: Langsam und gründlich kauen

Das Sättigungsgefühl stellt sich erst nach etwa 20 Minuten ein. Ein langsames und gründliches Kauen kann deshalb dabei helfe, das eigene Sättigungsgefühl besser wahrzunehmen und im richtigen Moment mit dem essen aufzuhören. Langsame Esser nehmen im Allgemeinen weniger Kalorien zu sich. Ein weiterer Vorteil besteht darin, dass die Nahrung im restlichen Verdauungstrakt besser verarbeitet werden kann, da sie bereits besser auf die Verdauung in Magen vorbereitet wurde. Darüber hinaus kann durch diesen Tipp auch ein unangenehmes Völlegefühl nach dem Essen vermieden werden, welches ja meistens dadurch entsteht, dass in den ersten Minuten eine zu große Menge an Nahrung verzehrt wurde.

Tipp 3: Mehr Ballaststoffe

Wer abnehmen möchte, sollte sich satt essen. Ballaststoffe sind hierfür ideal. Sie bleiben zwar unverdaut und enthalten kaum Kalorien, vergrößern aber das Volumen der Nahrung und regen den Stoffwechsel an.

Außerdem können mit einem hohen Ballaststoffanteil unangenehme Heißhungerattacken vermieden werden.

In westlichen Ländern nimmt jeder im Durchschnitt nur 20 g Ballaststoffe pro Tag zu sich, obwohl die empfohlene Menge zwischen 25 und 30 Gramm liegt. Bei einer gewünschten Gewichtsreduktion können es durchaus auch bis zu 50 Gramm täglich sein. Enthalten sind Ballaststoffe vor allem in Gemüse, Obst, Hülsenfrüchten und Vollkornprodukten, die im Idealfall alle täglich auf dem Speiseplan stehen sollten. Für die Mengenangaben helfen drei einfache Regeln:

1. Täglich mindestens fünf Portionen Obst und Gemüse.
2. Zum jeder Mahlzeit eine Beilage aus Hülsenfrüchten oder Vollkorngetreide, z.B. Linsen, zwei Scheiben Vollkornbrot, Bohnen, Hirse- oder Haferflocken oder Reis.
3. Bei Heißhunger auf Süßes zu Trockenfrüchten greifen.

Die Angebotspalette ist groß und
reicht von klassischen Rosinen über
Aprikosen bis hin zu Datteln und Fei-
gen aus dem arabischen Raum. Mehr
als eine Hand voll sollte es jedoch
nicht sein, da Trockenfrüchte einen
hohen Anteil an Fructose aufweisen.

Da Ballaststoffe besonders den Verdauungstrakt von Menschen, die bisher sehr
wenig davon zu sich genommen haben, zu
Beginn etwas überfordern könne, empfiehlt
sich eine langsame Steigerung des Ballast-
stoffanteils in den täglichen Mahlzeiten und
eine hohe Flüssigkeitszufuhr. Nur mit aus-
reichend Flüssigkeit können Ballaststoffe im
Darm ihre gesunde Wirkung entfalten.

Tipp 4: Produkte mit „leeren Kalorien" vermeiden

Produkte mit „leeren Kalorien" sind vor allem industriell hergestellte Nahrungsmittel,
die in den meisten Fällen viel Zucker und
viel Auszugsmehl enthalten.

Zucker und Auszugsmehl machen zwar im ersten Moment satt und lassen den Blutzuckerspiegel in die Höhe steigen, doch bereits nach kurzer Zeit stellt sich erneut Hunger ein. Achten Sie am besten bereits beim Einkaufen auf die Zutatenliste und suchen Sie im Supermarkt nach Alternativen mit einem geringeren Zucker- oder Weißmehlanteil, denn was zu Hause griffbereit im Schrank oder Kühlschrank steht, wird in der Regel auch gegessen.

Auch hier kann eine Umstellung zunächst schwerfallen, falls Sie sich bisher zu einem hohen Anteil von Auszugsmehlen und zuckerhaltigen Produkten ernährt haben. Hier kann es hilfreich sein, den täglich verzehrten Zucker langsam zu reduzieren und mit Zwischenprodukten in Bezug auf das Weißmehl zu arbeiten.

Ein mögliches Zwischenprodukt sind beispielsweise Mehltypen der Sorte 1050, die statt der üblichen 405 mg Mineralstoffe, 1050 mg Mineralstoffe enthalten und etwas leichter verdaut werden können als Vollkornmehl.

Wer Weißmehl- und Vollkornmehl im Vorratsschrank stehen hat, der kann die beiden Mehltypen auch einfach mischen und den Vollkornanteil für das Backen von Brot, Kuchen oder Ähnlichem langsam erhöhen.

Tipp 5: Mehr Proteine

Eine Erhöhung des Proteinanteils in der Ernährung wird auch als „Low Carb"-Methode bezeichnet. Proteine machen deutlich besser und langanhaltender satt als Kohlenhydrate und rund ein Drittel der verzehrten Kalorien wird bereits bei der Verdauung wieder verbrannt. Proteine sind vor allem in Fleisch, Eiern und Milchprodukten enthalten, aber auch in Hülsenfrüchten, Tofu, Nüssen und Samen sowie in Gemüsesorten wie Brokkoli oder Spinat.

Liebhaber von Brot, Nudeln und Kartoffeln müssen natürlich nicht vollständig auf ihre geliebten Nahrungsmittel verzichten, doch zum Abendessen oder an einigen Tagen in der Woche, kann es sich lohnen, statt des Brotes rote Linsen als Beilage zu servieren oder zum Frühstück einige Haferflocken durch Walnüsse und Sonnenblumenkerne zu ersetzen.

Bei den so genannten Proteinshakes teilen sich die Meinungen. Es gibt gute Produkte auf dem Markt, die durchaus ein Frühstück oder ein Abendessen ersetzen oder ohne große Bedenken in einen Kuchen oder ein Brot eingearbeitet werden können, doch es gibt ebenfalls Produkte, die sehr viele Zusatzstoffe und Zucker enthalten.

Lesen Sie vor dem Kauf von Proteinpulver deshalb in jedem Fall die Zutatenliste und lassen Sie sich im Zweifelsfall von einem Verkäufer oder Ernährungsfachmann beraten.

Tipp 6: Kokosöl

Die gesunde Wirkung von Kokosöl wird in den letzten Jahren immer wieder betont. Kokosöl ist imstande, dem Körper bei der Bekämpfung von Bakterien, Viren und sogar

Pilzen zu unterstützen und wird deshalb bei einigen Entzündungsprozessen innerlich und äußerlich gerne als zusätzliche Behandlungsmaßnahme angewendet. Dass Kokosöl auch beim Abnehmen helfen kann, ist hingegen nur wenigen Menschen bekannt. Dies liegt in erster Linie an den enthaltenen Fetten, die biochemisch auch als mittelkettige Triglyceride bezeichnet werden.

Mittelkettige Triglyceride werden im Gegensatz zu allen anderen Fetten nicht mit Hilfe von Gallenflüssigkeit verdaut, sondern direkt von der Leber absorbiert. Als Endprodukt entstehen dann so genannte Ketone, die den Körper mit Energie versorgen ohne sich als Fettdepots in den Zellen einzulagern. Kurzum erhält der Körper Energie ohne die Verdauung zu belasten und ohne den Blutzuckerspiegel in die Höhe steigen zu lassen.

Wer nun denkt, dass täglich eine hohe Menge an Kokosöl zu großen Abnehmerfolgen führt, der irrt sich.

Je nach Gewicht und Körpergröße genügt bereits ein Tee- oder Esslöffel des Öls, um eine Abnahme zu unterstützen. Es genügt also, das Sonnenblumen- oder Olivenöl für die Zubereitung einer täglichen Mahlzeit durch Kokosöl zu ersetzen.

Natürlich kann Kokosöl auch pur verzehrt werden, doch nicht jeder mag den Geschmack und die Konsistenz von purem Öl im Mund.

Tipp 7: Wasser trinken

Dass der menschliche Körper zum größten Teil aus Wasser besteht, ist den meisten von uns höchstwahrscheinlich bekannt. Schon bei einem Verlust von 0,5 Prozent stellt sich ein Durstgefühl ein, was deutlich macht, welchen großen Stellenwert Wasser für unseren Organismus besitzt. Dass man mit einer hohen Flüssigkeitszufuhr abnehmen kann, liegt vor allem daran, dass das Durst- und das Hungergefühl sehr nahe beieinander liegen und wir häufig eine

Kleinigkeit essen, obwohl wir eigentlich ein Glas Wasser trinken sollten. Darüber hinaus ersetzt Wasser bei einigen Diätwilligen gezuckerte Softdrinks, Saftschorlen oder andere kalorienhaltige Getränke, sodass mit einer Umstellung auf Wasser einige Kalorien eingespart werden können.

Wer den Geschmack von Wasser auf Dauer zu öde findet und sich nur schlecht von den Softdrinks lösen kann, der kann es auch mit so genanntem „Infused Water" probieren.

Hierbei werden Obst, Kräuter oder Gewürze in Wasser gegeben. Nach einigen Stunden hat das Wasser den Geschmack der Zutaten angenommen ohne Kalorien abzugeben.

Die empfohlene Menge liegt dabei je nach Körpergewicht und Größe bei 1,5 bis 2 Litern täglich, kann an heißen Tagen aber durchaus um ein bis zwei Liter gesteigert werden.

Lediglich Personen mit bestimmten Herz- oder Nierenerkrankungen sollten die tägliche

Trinkmenge mit Ihrem behandelnden Arzt besprechen und könnten einen Schaden von einer hohen Trinkmenge nehmen.

Tipp 8: Kalte Getränke

Die Körperkerntemperatur eines Menschen liegt ungefähr zwischen 36 und 27 Grad Celsius. Um diese Temperatur konstant halten zu können, benötigt der Organismus einen hohen Energieaufwand. Die meisten Energie bezieht er bei diesem Prozess, der auch als Thermoregulation bezeichnet wird, aus der aufgenommenen Nahrung.

Genau diesen natürlichen Prozess können Sie für sich nutzen, indem Sie kalte Getränke zu sich nehmen. Durch das Trinken von Kalten Getränken wird der Energieaufwand für die Thermoregulation erhöht. Je nach Trinkmenge und Außentemperatur ist dieser Energieaufwand sogar vergleichbar mit bestimmten Sportarten.

Greifen Sie jedoch nicht auf zuckerhaltige Getränke wie Cola und Softdrinks oder Säfte zurück, sondern auf Wasser, Tee oder andere kalorienfreie Getränke.

Übertreiben Sie jedoch nicht, mehr als zwei bis drei Liter Flüssigkeit sollten es außer an heißen Tagen dann jedoch nicht sein. Einsparen lassen sich mit diesem Trick jedoch etwa 100 Kalorien täglich.

Tipp 9: Probiotika einnehmen

Die Darmflora von übergewichtigen Menschen unterscheidet sich deutlich von normalgewichtigen. Aus diesem Grund kann die Einnahme bestimmter Probiotika bei der Abnahme hilfreich sein.

Probiotika sind nichts anderes als Darmbakterien, die Schadstoffe und Krankheitserreger aus dem Organismus fernhalten.

Passieren Keime oder andere Fremdstoffe die Darmwand, können sie eine Entzündung

hervorrufen, die das Abnehmen erschwert.
Bestimmte Darmbakterien, wie beispielsweise Bakterien vom Typ Lactobacillus
rhamnosus, stehen im Verdacht, die Anzahl
von Bakterien, die mit Übergewicht in Ver-
bindung stehen, senken zu können.
Zudem sind Darmbakterien auch an der
Steuerung unseres Hungergefühls beteiligt
und bestimmen in einem gewissen Maße
mit, auf was wir Hunger haben.

Die Einnahme bestimmter Probiotika ist also
durchaus einen Versuch wert, wenn es darum geht einige Kilos loswerden zu wollen.
Besprechen Sie die Wahl eines bestimmten
Präparats jedoch vorher mit einem Arzt,
Heilpraktiker oder Ernährungsberater, der
sich in diesem Bereich auskennt. Jede
Darmflora ist unterschiedlich, weshalb nicht
jeder Mensch auch jedes Darmbakterium
verträgt.

Selbstverständlich müssen Probiotika nicht
ausschließlich in Form von Tabletten oder
Pulvern zu sich genommen werden. Es gibt
darüber hinaus einige Nahrungsmittel, die
förderliche Bakterienkulturen enthalten.

Hierzu zählen unter anderem Sauerkraut, Kefir oder Kokosjoghurt. Um die Bakterien optimal zu versorgen, integrieren Sie am besten auch so genannte Präbiotika in Ihre tägliche Nahrungsaufnahme. Diese stellen sozusagen das „Futter" dar, mit welchem die förderlichen Kulturen im Darm gehalten werden. Präbiotische Lebensmittel sind alle löslichen Ballaststoffe, die beispielsweise in Zwiebeln, Bananen, Spargel oder in der Schale von Äpfeln enthalten sind.

Tipp 10: Ausreichend Calcium zu sich nehmen

Im Allgemeinen gehört Calcium zu den Mineralien, die im Körper am häufigsten Vorkommen. Mit einer ausreichenden Zufuhr des Mineralstoffes werden Zellfunktionen unterstützt und wichtige Hormone und Enzyme werden freigesetzt, die bei einer Abnahme unterstützend wirken können.

Eine kanadische Studie der Laval Universität bestätigte dies. Im Schnitt nahmen die

Studienteilnehmer fünf Kilogramm mehr ab, wenn die tägliche Calciumaufnahme etwa 1200 mg betrag. Calcium ist vor allem in Milch- und Vollkornprodukten, aber auch in einigen Obst- und Gemüsesorten wie Bananen, Spinat oder Grünkohl in größeren Mengen enthalten.

Als calciumreich gilt eine Ernährung allerdings schon mit einer täglichen Aufnahme von 800 mg, bei einer Abnahme kann eine Steigerung um 200 mg versucht werden.

Was zunächst nach viel klingt, kann auf einem Speiseplan mit drei Hauptmahlzeiten recht einfach umgesetzt werden. Morgens ein Müsli mit 300 ml Milch oder Joghurt, zum Mittagessen Lachs mit einer Beilage aus 300 g Brokkoli und zum Abendessen eine Scheibe Brot belegt mit Gouda und die 1000 mg sind sogar überschritten. Bei Milchprodukten besser auf die fettärmeren Produkte zurückgreifen, denn Sahne, Schmand und co. enthalten viele Kalorien, die einer Abnahme im Wege stehen können.

Tipp 11: Vitamin D

Auch wenn noch nicht eindeutig wissen-
schaftlich erwiesen wurde, dass die Einnahme von Vitamin D beim Fettabbau helfen kann, weisen Studien, wie die von Sha-
lamar Sibley von der Universität Minnesota,
darauf hin.

Die Forscher maßen den Vitamin-D-Spiegel
im Blut der Probanden und kamen zu dem
Ergebnis, dass der Gewichtsverlust und der
Abbau von Bauchfett bei den Teilnehmern
größer waren, bei denen mehr Vitamin D im
Blut nachgewiesen werden konnte.

In unseren Breitengraden leiden sehr viele
Menschen an einem Vitamin-D-Mangel. Vitamin D ist auch unter dem Namen Sonnen-
vitamin bekannt und wird zum größten Teil
tatsächlich vom Körper selbst hergestellt.
Wer seinem Vitamin D auffrischen will, be-
gibt sich deshalb nach draußen in die
Sonne.

Rund 30 Minuten täglich, in denen Gesicht,
Hände und Teile von Armen und Beinen der

Sonne ausgesetzt sind, genügend in den meisten Fällen bereits. Im Winter kann die Einnahme eines Präparats durchaus sinnvoll sein, aber auch fettreicher Fisch wie Sardinen, Lachs und Makrele sowie Champignons und Eier enthalten Vitamin D in etwas höheren Mengen.

Tipp 12: Zähne putzen

Zähne putzen zum Abnehmen? Wie soll das denn gehen? Es geht! Vor allem Personen, die abends gerne zur Schokolade oder Chipstüte greifen, werden durch diesen Tipp einiges an Kalorien einsparen können. Durch das Zähneputzen einige Zeit nach dem Abendessen inklusive Zahnseide und Mundspülung, wird die Lust auf einen abendlichen Snack deutlich vermindert. Kaum einer will nur wegen eine Hand voll Chips erneut die ganze abendliche Prozedur durchführen. Natürlich funktioniert dieser Trick auch nach dem Frühstück oder Mittagessen, wenn einen die Lust nach einem kleinen Zwischensnack überkommt.

Wenn Sie allerdings wirklich Hunger verspüren, sollten Sie tatsächlich etwas zu sich nehmen, denn das Zähne putzen hilft in der Regel nur bei Appetit und nicht bei einem starken körperlichen Hungergefühl.

Tipp 13: Alkohol vermeiden

Die Energie aus Alkohol kann der menschliche Körper nicht speichern, sondern verbraucht sie sofort. In der Folge können aufgenommene Kohlenhydrate und Fette nicht verbrannt werden, sondern landen auf den Hüften. Darüber hinaus enthält Alkohol eine nicht zu unterschätzende Anzahl an Kalorien, nämlich etwa sieben Kilokalorien pro Gramm Alkohol. Jedes getrunkene Bier und jeder Schnaps wollen also auch verbrannt werden. Außerdem werden Cocktails oder andere Mixgetränke häufig mit Säften oder Sirup zubereitet und enthalten aus diesem Grund eine hohe Menge Zucker. Auch alkoholfreies Bier ist keine gute Alternative, denn ein halber Liter alkoholfreies Hefeweizen schlägt mit 257 kcal zu Buche.

Wer während einer Abnahme dennoch Alkohol zu sich nehmen möchte, der sollte klare Schnäpse vorziehen. Diese haben zwar deutlich mehr Prozente, enthalten in der Regel aber keine Kohlenhydrate. Durch diese Maßnahme bleibt nur der pure Alkohol übrig, der verbrannt werden muss.

Zudem sollten Sie sich in Bezug auf den Alkoholkonsum während einer Gewichtsabnahme beschränken. Einmal in der Woche ist in der Regel kein Problem, wenn am gleichen Tag die Fette und Kohlenhydrate auf den Speiseplan etwas reduziert werden.

Tipp 14: Lebensmittel mit geringer Kaloriendichte bevorzugen

Es erscheint recht logisch, dass mehr gegessen werden kann, wenn die ausgewählten Lebensmittel eine geringe Kaloriendichte aufweisen. Dies betrifft vor allem Obst, Gemüse und Blattsalate. Allerdings gibt es deutliche Unterschiede in Bezug auf die Obst- und Gemüsesorten.

Obstsorten wie Bananen oder Mangos enthalten eine recht hohe Menge Fruchtzucker und dadurch auch mehr Kohlenhydrate, während Heidelbeeren oder Äpfel eine deutlich niedrigere Energiedichte aufweisen. Bei den Gemüsesorten kann die Einschränkung etwas weniger strikt ausfallen.

Lediglich Kartoffeln und Mais enthalten durch die enthaltene Stärke verhältnismäßig viele Kohlenhydrate und sollten deshalb in nicht allzu großen Mengen verzehrt werden, wenn eine Reduktion des Körpergewichtes angestrebt wird.

Auch als Vorspeise eignen sich Lebensmittel mit geringer Kalorienanzahl hervorragend. Durch den Verzehr eines zubereiteten Gurkensalats, einem Apfel oder etwas gedünstetem Brokkoli vor der eigentlichen Hauptmahlzeit wird der Magen schon einmal gefüllt, das Sättigungsgefühl stellt sich schneller ein und bei der Hauptspeise können je nach Gericht einige Kalorien eingespart werden.

Darüber hinaus versorgen Sie Ihren Körper
mit einer ausreichenden Menge an Obst,
Gemüse und Blattsalaten mit Vitaminen, Mineralstoffen und Spurenelementen und genau dies stellt die Grundlage für jedes gesunde Abnehmen dar, egal ob mit oder
ohne Sport.

Tipp 15: Kräuter benutzen

Genau wie Obst, Gemüse und Salat enthalten auch Kräuter jede Menge Vitamine, Mineralstoffe und Spurenelemente. Darüber
hinaus stecken geben sie einem Gericht einen vollmundigen Geschmack, sodass auf
deftige Beilagen oder fettiges Fleisch an der
ein oder anderen Stelle verzichtet werden
kann ohne geschmackliche Einbußen machen zu müssen.

Einige Kräuterarten enthalten zudem natürliche Schlankmacher, deren Wirkung bei einer Gewichtsreduktion genutzt werden
kann. Beispiele hierfür wären Bärlauch und
Giersch.

Bärlauch erinnert geschmacklich sehr an Knoblauch und ist deshalb nicht für jeden geeignet. Allerdings fördert das Kraut die Verdauung und regt den Stoffwechsel an. Bei der Zubereitung einfach die Blätter waschen, fein hacken und über das Gericht streuen. Im Gegensatz zu Bärlauch ist Giersch bekannt wegen dessen hohem Proteingehalt und seiner entgiftenden Wirkung.

Die Zubereitung ist ähnlich einfach wie beim Bärlauch: waschen und die Blätter über das Gericht streuen oder zu einem Pesto verarbeiten.

Wer es lieber etwas klassischer mag, kann selbstverständlich auch Petersilie, Schnittlauch oder Dill benutzen, denn die enthaltenen ätherischen Öle, Bitter- und Gerbstoffe in allen Kräutern haben eine positive Wirkung auf den Stoffwechsel und beugen Heißhungerattacken vor.

Tipp 16: Gesunde Fette

Entgegen der weitläufigen Meinung macht Fett nicht automatisch auch Fett. Die Auswahl der Fette ist hierbei entscheidend. Im Allgemeinen wird unterschieden zwischen gesättigten und ungesättigten Fettsäuren. Gesättigte Fettsäuren befinden sich vor allem in Nahrungsmitteln tierischen Ursprungs, wie beispielsweise Butter, Fleisch oder Wurst, sowie in harten Fetten pflanzlichen Ursprungs, wie beispielsweise Kokosfett oder Palmöl.

Diese gesättigten Fettsäuren sind nicht gut verdaulich und in hohen Maßen verzehrt eher ungesund, da sie den Stoffwechsel verlangsamen und zu Herz-Kreislauf-Erkrankungen führen können. Ungesättigte Fettsäuren hingegen sind leicht verdaulich und können sogar unterstützend bei Entzündungserkrankungen eingesetzt werden. Darüber hinaus können sie den Cholesterinspiegel senken und nicht erhöhen wie die gesättigten Fettsäuren.

Ungesättigte Fettsäuren befinden sich vor allem in Pflanzenölen wie Oliven-, Raps-, Distel- oder Leinöl, sind aber auch in Nahrungsmitteln wie Oliven, Nüssen, Avocados oder fettigem Fisch enthalten. Wer abnehmen möchte, greift also lieber auf diese Art von Fetten zurück. Allerdings gilt auch hier, dass nur weil ungesättigte Fette gesund sind, diese auch in sehr großen Mengen verzehrt werden sollten. Zum einen haben Fette eine hohe Kaloriendichte und zum anderen gilt wie bei so vielem: das Maß ist entscheidend!

Tipp 17: Beim Kochen Gewürze verwenden

Stark gewürzte Speisen findet man vor allem im arabischen und asiatischen Raum. Doch all die Wurzeln und getrockneten Blätter und Blüten aus Nahost sind seit Jahrzehnten bei uns verfügbar und deren Gebrauch kann unterstützend auf die Abnahme einwirken. Vor allem Knoblauch ist in Sachen Fettabbau ein Alleskönner.

Er senkt den Blutdruck, wirkt antibakteriell, hat eine positive Wirkung auf den Blutstrom und regt darüber hinaus die Verdauung an. Entscheidend bei der Fettverbrennung ist außerdem ein niedriger Blutzuckerspiegel. Wer seine Speisen mit Knoblauch würzt, sorgt für einen deutlich weniger steil ansteigenden Blutzuckerspiegel, sodass die Fettverbrennung nach dem Essen schneller einsetzt.

Neben Knoblauch können beim Abnehmen auch Gewürze wie Koriander, Kardamom, Muskat, Chili und besonders Ingwer gute Dienste leisten.

Genau wie Koriander regen auch Kardamom und Muskat den Stoffwechsel, wobei Kardamom zusätzlich die Entgiftung unterstützt. Chili enthält Capsaicin, welches die Wärmeproduktion im Körper anregt und den Verbrauch von Energie ansteigen lässt und gleichzeitig als Sattmacher wirkt. Ingwer zählt zu den Klassikern bei einer Gewichtsreduktion.

Auch Ingwer enthält wie Chili Scharfmacher und regt zugleich die Verdauung an wie Koriander, Kardamom und Muskat. Nicht umsonst wird dieses Gewürz seit Jahrtausenden in der traditionellen chinesischen Medizin bei Verdauungsbeschwerden jeglicher Art eingesetzt.

Die Gewöhnung an bestimmte Gewürze kann zu Beginn allerdings etwas langwierig sein. Nicht jeder verträgt scharfe Speisen oder mag den Geschmack von Kardamom. Fangen Sie deshalb mit kleinen Mengen an, steigern Sie sich langsam und scheuen Sie nicht davor zurück, ein anderes Gewürz auszuprobieren.

Tipp 18: Sich mit Ernährung und einzelnen Nahrungsmitteln beschäftigen

Wenn Sie ungefähr wissen, welche Ernährungsweise und welche Nahrungsmittel gesund sind, welche Sie besonders gut vertragen und Ihnen gut schmecken, werden Sie im Alltag auch eher danach greifen.

Aus diesem Grund lohnt es sich immer, die eigene Ernährungsweise zu reflektieren und sich näher mit einzelnen Nahrungsmittelgruppen zu beschäftigen, wenn Sie abnehmen möchten.

Sicherlich kennen Sie auch noch nicht das gesamte Gemüse- und Obstangebot, welches in unseren Breitengraden angeboten wird. Vielleicht lassen sich durch ein Ausprobieren auch leckere Alternativen zu den üblichen Nudeln oder Kartoffeln finden. Vielleicht finden Sie auf dem Samstagsmarkt auch eine Obstsorte, die Ihnen gut schmeckt und den Schokoladensnack am Nachmittag durchaus hin und wieder ersetzen könnte.

Die Beschäftigung mit der Ernährung hat auch etwas mit der Selbstfürsorge zu tun. Wer gut für sich sorgen kann und herausfindet, welche Nahrungsmittel seinem Körper guttun und welche ihn eher schlapp und müde werden lassen, wird automatisch gesündere Entscheidungen treffen, um sich selbst etwas Gutes zu tun und mehr oder weniger automatisch abnehmen. In einer

Selbstkasteiung sollte es allerdings nicht
ausufern. Ein Stück Kuchen am Nachmittag
oder eine Tüte Chips am Abend hin und
wieder dürfen und sollen durchaus erlaubt
sein; und zwar ganz ohne schlechtes Gewissen.

Tipp 19: Selber kochen

Dieser Tipp hilft nicht nur beim Abnehmen,
sondern auch Personen mit Normalgewicht
profitieren davon. Wer selber kocht, weiß
genau, wieviel von welchen Nahrungsmitteln in den jeweiligen Gerichten verarbeitet
wurde.

Bei Fertiggerichten und Fertigprodukten, zu
denen auch Soßenbinder oder Ähnliches
zählen, sind in den allermeisten Fällen zahlreiche Zusatzstoffe und Zucker zugesetzt
worden, deren Namen auf der Zutatenliste
ein Normalbürger nur selten versteht.

Allein Zucker wird unter zahlreichen Namen
wie Fructose-Glucose-Sirup, Maltose,

Melasse oder Raffinierter Sirup zugesetzt, um den Eindruck zu vermitteln das entsprechende Nahrungsmittel sei kalorienarm oder gar gesund.

Die Lebensmitteindustrie möchte in erster Linie ihre Produkte verkaufen und ist nur selten an der Erhaltung unserer Gesundheit interessiert. Hin und wieder stellt der Einkauf und die Zubereitung derartiger Produkte selbstverständlich kein Problem dar, doch dauerhaft führt vor allem der Konsum von zu viel verstecktem Zucker zu Übergewicht und den damit verbundenen gesundheitlichen Folgeerkrankungen. Tun Sie sich deshalb etwas Gutes und Kochen Sie selbst, auch wenn Sie alleine leben und nur wenig Zeit haben.

Es gibt zahlreiche Gerichte, deren frische Zubereitung genauso lange benötigt wie das Auftauen eines Fertigprodukts.

Tipp 20: Intervallfasten

Intervallfasten oder intermittierendes Fasten
bedeutet im Grunde nichts anderes als
lange Zeitabstände zwischen den Mahlzeiten einzuhalten und unterscheidet sich deshalb deutlich von einer klassischen Diät. Die
Periode, in der nichts gegessen wird dauert
dabei länger als die Periode, in welcher die
Mahlzeiten zu sich genommen werden. Die
Abnehmerfolge erklären sich durch die er-
höhte Produktion des menschlichen Wachs-
tumshormons (HGH) und einer Verbesse-
rung der Sensibilität gegenüber dem Hormon Insulin, welches unter anderem für den
Anstieg des Blutzuckerspiegels verantwortlich ist.

Die Varianten sind hierbei unterschiedlich.
Die gängigste ist wohl der 16:8-Rhythmus,
bei welchem in einem Intervall von 16 Stunden gefastet und in den restlichen acht
Stunden gegessen wird. Der Zeitraum ist
frei wählbar.

Eine Person, die ungerne Frühstück, isst erst gegen 12 Uhr die erste und gegen 20 Uhr die letzte Mahlzeit, eine Person, die abends kaum Hunger verspürt, frühstückt gegen acht Uhr und nimmt die letzte Mahlzeit gegen 16 Uhr ein. Weiter existieren außerdem ein 36:12-Rhythmus oder ein 5:2-Rhythmus, bei welchem an fünf Tagen in der Woche gegessen und an zwei Tagen gefastet wird.

Beim Intervallfasten gilt es, sich auszuprobieren. Nicht jeder hält 16 Stunden ohne eine Mahlzeit aus. Vielleicht erfinden Sie sich auch Ihren ganz eigenen Rhythmus oder Fasten lediglich an einem Tag pro Woche. Doch auch dann sollten zwischen den Mahlzeiten drei bis vier Stunden liegen, um dem Stoffwechsel genügend Zeit zur Verdauung und der Verwertung der Nährstoffe zu lassen.

Tipp 21: Mahlzeiten planen

Geplante Mahlzeiten führen selten zu spontanen Verlockungen. Wenn der Speiseplan für den nächsten Tag bereits einen Abend vorher oder noch früher geplant wird, ist die Wahrscheinlichkeit größer, dass Sie sich auch daran halten. Es handelt sich hierbei um einen sehr alten Tipp, mit welchem jedoch einige Kalorien eingespart werden können.

Insbesondere unterwegs sind wir zahlreichen Verführungen ausgesetzt, die auf Dauer zu überschüssigen Pfunden führen können. Planen Sie deshalb unbedingt auch Ihre Zwischenmahlzeiten mit ein und bereiten Sie diese im Idealfall am Vortag oder am Morgen zu. Beispiele für Snacks erhalten Sie im letzten Teil dieses Ratgebers.

Tipp 22: Auf das eigene Körpergefühl achten

Das eigene Körpergefühl ist wohl einer der wichtigsten Schlüssel, um gesund und dauerhaft abzunehmen.
Einige von uns essen heute nicht nur dann, wenn sie Hunger haben, sondern auch aus emotionalen Gründen oder bei Stress. Genau diese Zeitpunkte herauszufinden, gelingt nicht nur mit Hilfe einer Psychotherapie, sondern auch mit nur einigen Minuten Zeit für sich selbst und den Körper, in welchem man steckt.

Genauso verschieden wie die Menschen, sind auch deren Methoden, um sich mit sich selbst auseinanderzusetzen. Einer meditiert einige Minuten am Tag, ein anderer legt sich auf das Sofa und döst vor sich hin und wieder ein anderer schreibt täglich in ein Tagebuch. Welche Methode für Sie genau die richtige ist, um sich mit Ihrem eigenen Körpergefühl und Ihrem seelischen Befinden auseinanderzusetzen, gilt es zu erproben.

Sie werden schnell merken, dass sich dabei nach einer gewissen Zeit auch das Gefühl für den eigenen Körper ändern wird und Sie auch Gefühle wie Hunger und Durst deutlicher wahrnehmen werden und besser interpretieren können.

Tipp 23: Stress vermeiden

Stress ist nicht nur schlecht für das seelische und körperliche Gleichgewicht, sondern beeinflusst auch den Fettabbau. Stehen wir unter Stress, setzt unser Körper das Hormon Cortisol frei. Dieses Hormon bringt die beiden Sättigungshormone Leptin und Ghrelin durcheinander, wobei Leptin für das Sättigungs- und Ghrelin für das Hungergefühl verantwortlich sind. Durch die Freisetzung von Cortisol steigt der Ghrelinspiegel in die Höhe, während die Gehirnzellen eine Resistenz gegen Leptin entwickeln. Die Folge ist, dass wir deutlich mehr und häufiger essen, wenn wir gestresst sind.

Umso ersichtlicher wird hierbei, dass es
überhaupt nicht sinnvoll ist, sich während einer Abnahme unnötigem Stress auszuset-
zen. Entweder essen wir dann automatisch
mehr oder wir verzichten auf das Essen und
leiden an ständigem Hunger.

Tipp 24: Erholend und ausreichend schlafen

Der Schlaf ist die wichtigste Regenerations-
zeit für unseren Körper. Zellen werden er-
neuert und repariert, der Lymphfluss angeregt und Giftstoffe aus dem Körper beför-
dert. Für diese Regeneration benötigt der
Körper Energie, die er aus unseren Fettzel-
len zieht und idealerweise je nach Person
sieben bis neun Stunden Zeit.

Vor dem Schlafen empfiehlt es sich, das
Verdauungssystem zu entlasten. Wer kurz
vor dem Zubettgehen noch eine große
Mahlzeit zu sich nimmt, wird am nächsten
Tag nicht unbedingt ausgeschlafen sein.

Anstatt der üblichen Regeneration ist der Körper dann nämlich mit dem Verdauen beschäftigt und die Fettverbrennung setzt erst spät ein.

Noch erholsamer wird der Schlag für diejenigen, die ihren eigenen Biorhythmus kennen und sich nach diesem richten oder richten können.

Ein grundsätzlicher Frühaufsteher sollte auch frühzeitig ins Bett gehen und ein Langschläfer auch lang schlafen dürfen. Falls Sie zu den Personen gehören, die ihre eigene „Innere Uhr" noch nicht kennen, dann versuchen Sie sich an Ihre Kindheit zu erinnern. Waren Sie ein Kind, welches schon weit vor den Eltern aufgestanden ist oder eher ein Langschläfer, der mehrere Male geweckt werden musste, bevor er aus dem Bett gekrochen kam?

Tipp 25: Bewegung im Alltag

Und als letzter Tipp kommt doch noch die Bewegung ins Spiel. Damit ist jedoch kein Sport gemeint, sondern einfache Tricks, wie

Sie Ihren Alltag etwas bewegungsreicher
gestalten können und auf einfache Art und
Weise ein paar zusätzliche Kalorien verbrennen.

Die Treppe anstatt dem Fahrstuhl zu benutzen oder mit dem Fahrrad zur Arbeit zu fah-
ren gehört wahrscheinlich zu den Klassikern, die jeder schon mindestens einmal gehört hat, aber wussten Sie auch, dass auch
Hausarbeit eine gute Methode ist, um Kalorien zu verbrennen? Fenster putzen, Staub-
saugen, Aufräumen und alle anderen Tätig-
keiten im Haushalt benötigen Energie und
bringen Ihren Körper in die gewünschte
Form.

Weitere Tricks wären den Einkauf zu Fuß zu
erledigen, sich einen Hund anzuschaffen,
eine Haltestelle vorher aus dem Bus auszu-
steigen und den restlichen Weg zu Fuß zu
gehen, statt der Tasse Kaffee mit der besten Freundin einen Spaziergang zu machen
oder auch beim Zähneputzen abwechselnd
nur auf einem Bein zu stehen.

Ja, zugegebenermaßen ist Sport nicht jedermanns Sache. Bewegen sollten wir uns alle aber täglich, nicht nur beim Abnehmen, damit der Körper und all seine Funktionen erhalten bleiben und die kleinen Wehwehchen sich erst spät oder gar nicht zeigen.

10 Rezepte für gesunde Snacks für unterwegs

Zum Abschluss erhalten Sie in diesem Ratgeber noch 10 Beispiele für gesunde Snacks. Mit einer wenig Vorbereitung lassen sich die typischen Dickmacher wie Schokoriegel, Gummibärchen oder die Portion Pommes zwischen den Hauptmahlzeiten wunderbar ersetzen und für den „kleinen Hunger zwischendurch" ist immer etwas dabei.

Power-Proteinriegel

Zutaten:
2 Eier
60 g gehackte Mandeln
30 g Mandelblättchen
40 g Sesam
60 g geschrotete Leinsamen
20 g Chiasamen
20 g Kokosraspeln

80 g Xylit (oder ein anderer Zuckeraustauschstoff)
½ Vanilleschote
Salz
Zubereitungszeit: etwa 30 Minuten

Zubereitung:
Chiasamen in etwas Wasser einweichen
lassen. Eier aufschlagen und in eine Schüssel geben. Mandeln, Sesam, Leinsamen,
Kokosraspeln, und Xylit hinzufügen und al-
les gut miteinander vermengen. Vanilleschote längs halbieren und das Mark mit einem scharfen Messer auskratzen. Vanille-
mark und eine Prise Salz hinzufügen. Sobald die Chiasamen aufgequollen sind,
ebenfalls unter die Masse rühren.

Ein Backblech mit einem Backpapier auslegen und die Masse gleichmäßig auf der Fläche verteilen. Backofen auf 180 Grad vorheizen und auf mittlerer Schiene den Teig
für 15-20 Minuten backen lassen.
Blech auf dem Ofen nehmen und je nach
Belieben in kleine Dreiecke, Rechtecke oder
Vierecke schneiden.

Herzhafte Pizzaröllchen

Zutaten:
2 Eier
80 g Magerquark
150 g geriebener Käse
100 g passierte Tomaten
1 Knoblauchzehe
½ Zwiebel
2 EL Olivenöl
Majoran
Basilikum
Thymian
Pfeffer
Salz

Zubereitungszeit: etwa 30 Minuten

Zubereitung:
Eier aufschlagen und mit dem Quark und
120 g geriebenem Käse vermengen. Mit etwas Salz und Pfeffer würzen. Ein Backblech
mit Backpapier auslegen und den Teig
gleichmäßig auf der Fläche verteilen.

Zwiebel schälen und fein hacken.

Knoblauch ebenfalls fein hacken oder durch eine Knoblauchpresse drücken. In einer separaten Schüssel oder ein einem Schälchen mit den passierten Tomaten zu einer Soße verrühren. Olivenöl hinzufügen und mit Majoran, Basilikum, Thymian sowie etwas Pfeffer und Salz abschmecken.

Soße auf dem Teig verteilen und danach mit dem übrig gebliebenen Käse bestreuen. Backofen auf 170 Grad vorheizen und die Pizza auf mittlerer Schiene für 15-20 Minuten backen lassen. Auf dem Ofen nehmen, etwas abkühlen lassen und als Snack für unterwegs vorsichtig einrollen.
Dieses Rezept kann beliebig erweitert werden. Wer gerne Schinken, Mais, Paprika oder Rucola auf seiner Pizza isst, der gibt diese einfach auf den Teig mit der Soße und streut erst dann den Käse über die Masse.

Frikadellchen aus Thunfisch und Weißkohl

Zutaten:
200 g Thunfisch
150 g Weißkohl
20 g Frischkäse
1 Zwiebel
1 Ei
Frische Petersilie
Pfeffer
Salz

Zubereitungszeit: etwa 40 Minuten

Zubereitung:
Weißkohl waschen, Strunk entfernen und
mit einer Reibe klein raspeln. Zwiebel schälen und fein hacken. Petersilie waschen und
ebenfalls fein hacken.

Thunfisch abtropfen lassen und mit dem
Weißkohl, der Zwiebel und der Petersilie
vermengen. Den Frischkäse und das Ei un-
terrühren und mit Pfeffer und Salz würzen.

Aus der Masse 4-6 Frikadellchen formen und auf ein mit Backpapier ausgelegtes Backblech legen. Ofen auf 180 Grad Umluft vorheizen und auf mittlerer Schiene für 25-30 Minuten garen lassen. Die Frikadellchen aus Thunfisch sind in Bezug auf die Konsistenz etwas weicher als Frikadellchen aus Rinderhackfleisch.

Ein kleiner Trick bei diesem Rezept besteht darin, für den Ofen statt eines normalen Backblechs eine Muffinform zu verwenden. Diese vorher mit Muffinförmchen auslegen und die geformte Masse in die Einbuchtungen geben. Die Frikadellchen bleiben somit etwas formstabiler.

Zimtiges Bananenbrot

Zutaten:
2 Reife Bananen
3 Eier
1 Tasse gemahlene Mandeln
2 EL Sonnenblumen- oder Rapsöl
1 TL Backpulver
1 TL Zimt
Salz

Zubereitungszeit: etwa 45 Minuten

Zubereitung:
Gemahlene Mandeln, Backpulver, Zimt und
eine Prise Salz in einer Schüssel gut miteinander vermischen. Bananen schälen, mit
einer Gabel zerdrücken und hinzufügen.
Eier aufschlagen und ebenfalls in die Masse
geben und so lange durchkneten, bis ein
geschmeidiger Teig entstanden ist.

Eine Kastenform mit dem Öl einfetten und
den Teig einfüllen. Ofen auf 180 Grad vorheizen und danach auf mittlerer Schiene für
30-35 Minuten backen lassen.

Wer das Brot etwas Proteinreicher gestalten
möchte, der fügt dem Teig gehackte Walnüsse, Mandeln oder Haselnüsse hinzu.
Darüber hinaus können der Masse je nach
Geschmack auch weitere Obstsorten wie
beispielsweise Blaubeeren oder Kirschen
hinzugefügt werden.

Eierkuchen mit Hokkaidokürbis und Champignons

Zutaten:
4 Eier
250 g Hokkaidokürbis
100 g Champignons
1 Knoblauchzehe
1 Zwiebel
2 EL Olivenöl
Pfeffer
Salz

Zubereitungszeit: etwa 45 Minuten

Zubereitung:
Zwiebel schälen und fein hacken. Knoblauch ebenfalls fein hacken oder durch eine Knoblauchpresse drücken. Kürbis waschen, vierteln, entkernen und in kleine Würfel schneiden. Champignons putzen und in Scheiben schneiden.

Das Olivenöl in einer Pfanne erhitzen und den Kürbis für 3-4 Minuten darin anbraten.

Zwiebeln, Knoblauch und Pilze hinzufügen
und für weitere 2-3 Minuten mit anbraten.
Gelegentlich umrühren und mit etwas Salz
und Pfeffer abschmecken.

Eier aufschlagen und in einer Schüssel miteinander verquirlen, bis die Masse leicht
aufschäumt. Etwas salzen und pfeffern und
danach in die Pfanne geben. Temperatur etwas herunterdrehen und bei niedriger bis
mittlerer Hitze die Eier stocken lassen.

Backofen auf 200 Grad Umluft vorheizen
und auf mittlerer Schiene für 5-10 Minuten
fertig backen. Aus dem Ofen nehmen, etwas abkühlen lassen und stürzen. Der Eier-
kuchen kann nun in beliebig große Stücke
geschnitten werden.

Eiweißbrötchen

Zutaten:
150 g Magerquark
50 g Eiweißpulver
20 g Weizenkleie
2 Eier
2 EL Chiasamen
2 TL Backpulver
1 EL Olivenöl
Koriander
Pfeffer
Salz

Zubereitungszeit: etwa 30 Minuten

Zubereitung:
Chiasamen in etwas Wasser einweichen
und zum Quellen bringen.

Eier aufschlagen und in einer Schüssel mit
dem Quark und dem Olivenöl verquirlen.

In einer separaten Schüssel das Eiweißpulver, die Weizenkleie und das Backpulver
vermischen und etwas Koriander, Pfeffer
und Salz hinzufügen.

Nun die Eiermasse vorsichtig unter die trockenen Zutaten rühren, Chiasamen hinzufügen und zu einem geschmeidigen Teig verkneten.

Ein Backblech mit Backpapier auslegen und etwa handgroße Kugeln aus dem Teig formen. Gleichmäßig auf der Fläche verteilen und im vorgeheizten Backofen bei 180 Grad auf mittlerer Schiene für 20-25 Minuten backen lassen. Blech aus dem Ofen nehmen und etwas abkühlen lassen. Danach können die Brötchen beliebig belegt werden.

Grundrezept für Waffeln ganz ohne Mehl

Zutaten:
4 Eier
60 g Butter
100 g Quark
6 EL Proteinpulver
2 EL Sonnenblumen- oder Rapsöl
Salz

Zubereitungszeit: etwa 30 Minuten

Zubereitung:
Butter in einem Wasserbad oder in der Mikrowelle schmelzen lassen. In eine Schüssel geben und mit Quark und Öl verrühren. Eier und Proteinpulver sowie eine Prise Salz hinzufügen und gut miteinander vermengen, bis ein zähflüssiger Waffelteig entstanden ist.

Waffeleisen für mindesten 5 Minuten geschlossen vorheizen und den Teig portionsweise in das Gerät geben. Je nach Modell benötigen die Waffeln 3-6 Minuten und können dann mit einer Gabel entnommen werden.

Es handelt sich bei diesem Rezept um einen Grundteig, der je nach Geschmack süß oder herzhaft variiert werden kann. Für süße Waffeln einen Zuckeraustauschstoff wie Xylit, Stevia oder Erythrit hinzufügen, für herzhafte Varianten Zutaten wie Schinkenwürfel, Käse oder Kräuter in den Teig einarbeiten.

Pfannkuchen mit Erdbeerfüllung

Zutaten:
3 Eier
180 g Quark
50 g Flohsamenschalen
50 g geschrotete Leinsamen
200 g Erdbeeren
200 g Schmand
1 TL Xylit (oder ein anderer Zuckeraustauschstoff)
Salz

Zubereitungszeit: etwa 35 Minuten

Zubereitung:
Eier aufschlagen und mit dem Quark, den
Flohsamenschalen, den Leinsamen und ei-
ner Prise Salz vermengen, bis ein glatter
Teig entstanden ist.

Ein Backblech mit einem Backpapier auslegen und den Teig gleichmäßig darauf verteilen. Im vorgeheizten Backofen auf mittlerer
Schiene bei 180 Grad für 20-25 Minuten backen.

Währenddessen die Erdbeeren waschen, putzen und in eine Schüssel geben. Mit einem Stabmixer pürieren und den Schmand gemeinsam mit dem Xylit hinzufügen.

Teig aus dem Ofen holen und etwas abkühlen lassen. Mit der Füllung bestreichen und vorsichtig einrollen.

Wer die Pfannkuchen lieber herzhaft isst, lässt die Leinsamen und die Flohsamenschalen weg und tauscht diese durch geriebenen Käse aus. Die Füllung kann dann je nach Belieben anstatt mit Erdbeeren und Xylit mit Schinken, Speck, Zwiebeln oder diversen Gemüsesorten zubereitet werden.

Schoko-Kokos-Cookies

Zutaten:
80 g gemahlene Mandeln
30 g Kokosflocken
50 g Haferflocken
30 g Xylit (oder ein anderer Zuckeraustauschstoff)
30 g Kakaopulver
70 g Butter
100 g Naturjoghurt
1 Ei
½ TL Backpulver
Salz

Zubereitungszeit: etwa 40 Minuten

Zubereitung:
Gemahlene Mandeln, Kokosflocken, Haferflocken, Xylit, Kakaopulver und Backpulver
mit einer Prise Salz in einer großen Schüssel miteinander vermengen.
Butter in einem Wasserbad oder in der Mikrowelle schmelzen und mit dem Ei und dem
Joghurt in einer separaten Schüssel miteinander verrühren.

Nun die Buttermasse vorsichtig unter die trockenen Zutaten heben und zu einem glatten Teig kneten.

Ein Backblech mit einem Backpapier auslegen. Den Teig mit den Händen zu kleinen Kugeln formen und gleichmäßig auf der Fläche verteilen. Backofen auf 160 Grad Umluft vorheizen. Auf unterer Schiene für 20-25 Minuten backen. Blech aus dem Ofen holen und gut abkühlen lassen.

Spinat-Hackfleisch-Quiche

Zutaten:
200 g Spinat
150 g Rinderhackfleisch
4 Eier
1 Zwiebel
150 g gemahlene Mandeln
30 g geriebener Käse
3 TL Butter
1 EL Olivenöl
Pfeffer
Salz

Zubereitungszeit: etwa 60 Minuten

Zubereitung:
Butter in einem Wasserbad oder der Mikrowelle zerlassen. In einer Schüssel gemeinsam mit den gemahlenen Mandeln und einer Prise Salz zu einem glatten Teig kneten. Ungefähr ein Viertel des Teigs abnehmen und zur Seite stellen, den Rest in einer flachen Kuchenform an den Boden und die Seiten drücken. Backofen auf 180 Grad vorheizen und die Form auf mittlerer Schiene für 10-15 Minuten backen.

Währenddessen die Zwiebel schälen und fein hacken. Olivenöl in einer Pfanne erhitzen und die Zwiebel darin glasig dünsten. Hackfleisch hinzufügen. Spinat waschen, putzen und ebenfalls in die Pfanne geben. Mit Salz und Pfeffer abschmecken.

Form aus dem Ofen nehmen, etwas abkühlen lassen und die Hackfleischmasse einfüllen. Eier aufschlagen und in einer Schüssel mit etwas Salz und Pfeffer verquirlen. Gleichmäßig über der Masse verteilen und mit dem geriebenen Käse bestreuen.

Den restlichen Teig mit den Händen zu
Streifen formen und zum Schluss auf der
Quiche verteilen. Ofentemperatur auf 200
Grad erhöhen und die Quiche erneut für 15-
20 Minuten backen. Aus dem Ofen nehmen,
etwas abkühlen lassen und in beliebig
große Stücke schneiden.

Fazit

Liebe Leserinnen, liebe Leser!

Herzlichen Dank für Ihre Aufmerksamkeit und die Zeit, die Sie in dieses Buch investiert haben. Wir sind sicher, dass Sie viele hilfreiche und lebensverändernde Informationen finden konnten.

Abnehmen und Fett verbrennen ohne Sport und große Diäten ist wohl der Traum aller Menschen. Ganz abgesehen von der Tatsache, dass ohne Veränderung auch keine dauerhafte Änderung eintritt, wollen wir Ihnen noch mitgeben, dass ein gesunder, schlanker Körper die Folge einer Lebenseinstellung ist. Dauerhaft abzunehmen und schlank zu bleiben erfordert also mehr, als bloß ein paar Pfunde loszuwerden.

Sie wissen jetzt, wie Sie Ihren Kreislauf, Ihren Stoffwechsel und die Fettverbrennung anregen und in Schwung bringen. Um dem Jo-Jo-Effekt vorzubeugen sollten Sie sich an die Tipps aus dem Buch halten.

Abschließend können wir Ihnen noch den Anstoß geben, dass jede Veränderung, also auch das Abnehmen, im Kopf beginnt.
Wenn Sie im Kopf die Entscheidung getroffen haben, dass Sie Gewicht verlieren und einen anderen Körper gewinnen wollen, dann müssen Sie anders weiter machen als bisher. Ihre bisherigen Taten und Ihr bisheriges Mindset hat Sie dahin gebracht, wo Sie heute stehen.

Sollten Sie andere Ergebnisse wollen, müssen Sie Dinge einfach anders angehen.
Dazu gibt es ein schönes Zitat mit dem wir dieses Buch beschließen wollen:

Die Definition von Wahnsinn ist es, die Dinge gleich zu machen wie bisher und dabei andere Ergebnisse zu erwarten!
Albert Einstein

Jetzt wünschen wir Ihnen viel Freude und gutes Gelingen beim Abnehmen!

Ihr *Lutz Gettnagel*

Haftungsausschluss

73

„Die Verwendung der Informationen in diesem Buch und die Umsetzung derselben erfolgt ausdrücklich auf eigenes Risiko. Der Autor kann für etwaige Unfälle und Schäden jeder Art, die sich bei der Zubereitung der Speisen ergeben, aus keinerlei Rechtsgrund die Haftung übernehmen. Haftungsansprüche gegen den Autor für Schäden jeglicher Art, die durch die Nutzung der Informationen in diesem Buch, bzw. durch die Nutzung fehlerhafter und/ oder unvollständiger Informationen verursacht wurden, sind ausgeschlossen. Folglich sind auch Rechts- und Schadenersatzansprüche ausgeschlossen. Der Inhalt dieses Werkes wurde mit größter Sorgfalt erstellt und überprüft. Der Autor übernimmt keine Gewähr und Haftung für die Aktualität, Korrektheit, Vollständigkeit und Qualität der bereitgestellten Informationen. Druckfehler können nicht vollständig ausgeschlossen werden. Weiterhin beruht der Inhalt dieses Werkes auf persönlichen Erfahrungen und Meinungen des Autors. Der Inhalt darf nicht mit medizinischer Hilfe verwechselt werden."

Impressum

www.ingramcontent.com/pod-product-compliance
Lightning Source LLC
Chambersburg PA
CBHW031422250726
48656CB00002B/791